Plan du Livre

Introduction

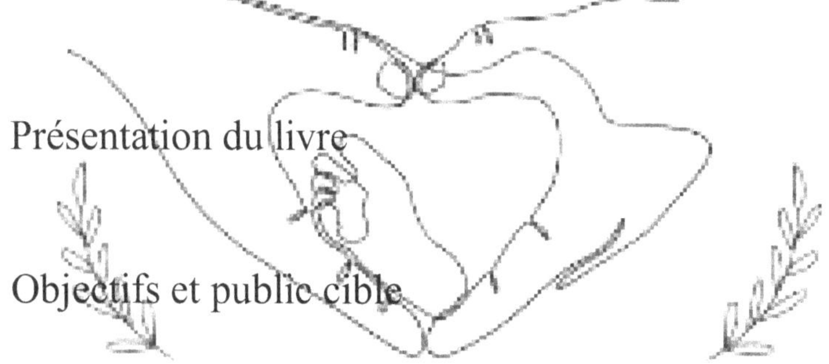

Présentation du livre

Objectifs et public cible

Importance de la FIV en médecine moderne

Histoire de la FIV

Premières découvertes et avancées scientifiques

Évolution des techniques et des technologies

Succès notables et figures clés dans le domaine

Chapitre 1 :

Comprendre la FIV

Définition et principes de base

Qu'est-ce que la fécondation in vitro ?

Les étapes de la FIV

Indications médicales pour la FIV

Problèmes d'infertilité masculine et féminine

Autres indications médicales et sociales

Chapitre 2 :

La FIV en France

Statistiques et faits marquants

Nombre de cycles de FIV effectués annuellement

Taux de réussite

Réglementation et éthique

Cadre législatif en France

Questions éthiques et débats

Chapitre 3 :

Le Processus de FIV dans les Centres

Hospitaliers

Consultation initiale et évaluation

Bilan de fertilité

Sélection des candidats pour la FIV :

Préparation des patients

Traitements hormonaux

- Suivi médical

- Techniques de FIV

- Stimulation ovarienne

Ponction folliculaire

Fécondation et culture des embryons

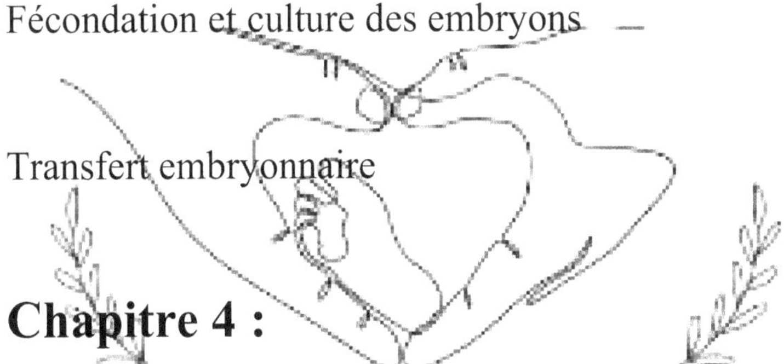

Transfert embryonnaire

Chapitre 4 :

Témoignages et Expériences

Patients et couples

Récits personnels

Défis émotionnels et psychologiques

Professionnels de santé

Rôle et perspectives des médecins, infirmières, et embryologistes

Chapitre 5 :

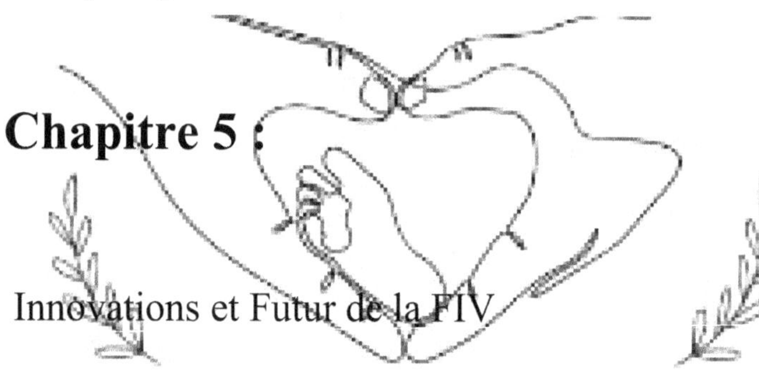

Innovations et Futur de la FIV

Nouvelles technologies et techniques

FIV avec sélection génétique

Cryoconservation des ovocytes et embryons

Recherche et développements futurs

Perspectives de la recherche en FI

Impacts potentiels sur la médecine reproductive

Conclusion

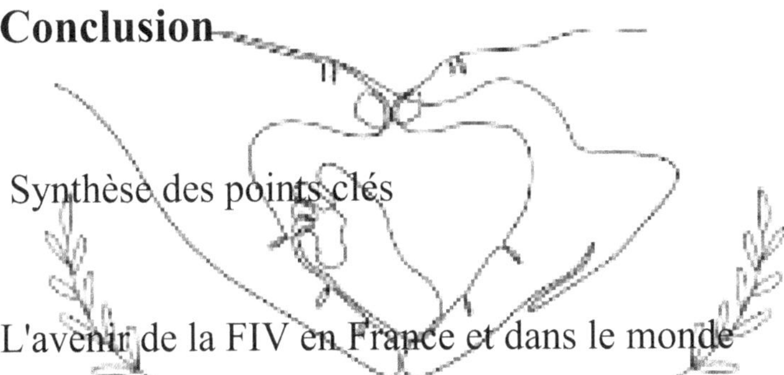

Synthèse des points clés

L'avenir de la FIV en France et dans le monde

&&&&&&&&&&&&&&&&&&&&&&&&&&&&

Introduction

Bienvenue dans ce livre, "Espoir en Vie : Votre Guide pour Réussir la FIV". Je suis le Dr. [Nom], spécialiste en médecine reproductive et en fécondation in vitro (FIV). Depuis plus de vingt ans, j'ai eu l'honneur d'accompagner de nombreux couples dans leur quête de la parentalité. Ce livre est né de mon désir de partager mes connaissances et mon expérience pour offrir de l'espoir et du soutien à toutes les

femmes et à tous les couples qui rêvent de fonder

une famille grâce à la FIV.

La décision de recourir à la FIV est souvent

empreinte de nombreuses émotions : espoir,

anxiété, excitation et parfois, découragement.

Mon objectif avec cet ouvrage est de démystifier

le processus de la FIV, de vous fournir des

informations précises et accessibles, et de vous

offrir des témoignages inspirants de ceux qui ont

déjà emprunté ce chemin.

La FIV est une prouesse scientifique qui a transformé des vies, permettant à des milliers de bébés de voir le jour chaque année. Cependant, ce parcours est parfois semé d'embûches et nécessite une compréhension approfondie des étapes, des défis et des possibilités qu'il offre. En tant que médecin, j'ai constaté que l'information et le soutien sont des éléments clés pour traverser cette aventure avec sérénité et confiance.

Dans les pages qui suivent, nous explorerons ensemble l'histoire de la FIV, son fonctionnement, les techniques les plus récentes

et les plus prometteuses, ainsi que les aspects

émotionnels et psychologiques de cette

démarche. Nous entendrons les voix de ceux qui

ont vécu cette expérience, des couples qui ont

persévéré malgré les obstacles, et des

professionnels dévoués qui les ont accompagnés.

La FIV n'est pas simplement une procédure

médicale, c'est un voyage vers la réalisation d'un

rêve profondément humain : celui de donner la

vie. Chaque chapitre de ce livre est conçu pour

vous guider, vous informer et surtout, vous

donner l'espoir nécessaire pour avancer avec

courage et détermination.

Que vous soyez au début de votre réflexion, en

plein processus, ou que vous cherchiez

simplement à mieux comprendre ce domaine

complexe, ce livre est pour vous. J'espère qu'il

sera une source d'inspiration et de réconfort, et

qu'il vous apportera les réponses et le soutien

dont vous avez besoin.

Merci de m'avoir rejoint dans cette aventure.

Ensemble, explorons les merveilles de la FIV et

les possibilités infinies qu'elle offre pour

transformer vos rêves en réalité.Avec espoir et

compassion,

Le chapitre n1 :

La fécondation in vitro (FIV) est une technique

de procréation médicalement assistée (PMA) qui

a révolutionné la médecine reproductive et offert

de nouvelles possibilités aux couples confrontés

à l'infertilité. L'histoire de la FIV est riche en

découvertes scientifiques, en innovations technologiques et en succès cliniques, marquant un tournant majeur dans la manière dont nous comprenons et abordons la reproduction humaine.

1-Les Premières Découvertes

L'histoire de la FIV remonte au début du XXe siècle, avec les premières tentatives de fécondation d'ovules en dehors du corps humain.

En 1934, le Dr Gregory Pincus, un biologiste américain, réussit pour la première fois à fertiliser des ovules de lapin en laboratoire. Bien

que ces expériences initiales aient été limitées

aux animaux, elles posèrent les bases de la

recherche en FIV chez les humains.

Dans les années 1950 et 1960, les scientifiques

firent des progrès significatifs dans la

compréhension de la reproduction humaine. Le

développement de techniques pour observer et

manipuler les cellules reproductrices en

laboratoire devint essentiel pour les futures

avancées en FIV. La mise au point de la culture

cellulaire et des milieux de culture spécialisés

permit de maintenir les ovules et les

spermatozoïdes en vie en dehors du corps

humain.

2-Les Premières Réussites

La véritable percée en FIV chez les humains se

produisit dans les années 1970. Le Dr Robert

Edwards, biologiste britannique, et le Dr Patrick

Steptoe, gynécologue, commencèrent à travailler

ensemble pour développer des techniques de

FIV. Leur collaboration aboutit à une réalisation

historique le 25 juillet 1978, avec la naissance de

Louise Brown, le premier bébé conçu par FIV.

Ce succès fut le résultat de plusieurs années de

recherche et de persévérance. Edwards et Steptoe

surmontèrent de nombreux défis techniques et

éthiques pour atteindre ce résultat. Leur travail

démontra que la fécondation in vitro était non

seulement possible, mais qu'elle pouvait aussi

mener à la naissance d'enfants en bonne santé.

3-Expansion et Évolution de la FIV

Après la naissance de Louise Brown, la FIV connut une expansion rapide. Des centres de FIV commencèrent à ouvrir dans le monde entier, offrant cette nouvelle option de traitement à de nombreux couples infertiles. Les techniques et les protocoles de FIV furent continuellement améliorés, augmentant les taux de réussite et réduisant les risques associés.

Dans les années 1980, plusieurs avancées technologiques et scientifiques permirent de perfectionner la FIV. L'introduction de la stimulation ovarienne contrôlée, par exemple,

permit de produire un plus grand nombre

d'ovules matures, augmentant ainsi les chances

de réussite. La cryoconservation des embryons,

qui permet de congeler et de stocker les

embryons pour une utilisation future, offrit de

nouvelles possibilités aux couples.

4-Développements Récents et Innovations

Depuis les années 1990, la FIV a continué

d'évoluer grâce à de nouvelles technologies et à

une meilleure compréhension de la biologie

reproductive. La micro-injection

intracytoplasmique de spermatozoïdes (ICSI),

introduite au début des années 1990,

révolutionna la FIV en permettant de traiter des

formes sévères d'infertilité masculine. Avec

l'ICSI, un seul spermatozoïde est directement

injecté dans l'ovule, améliorant considérablement

les taux de fécondation.

Une autre avancée majeure fut le développement

du diagnostic génétique préimplantatoire (DPI).

Cette technique permet de tester les embryons

pour des anomalies génétiques avant leur

transfert dans l'utérus, réduisant ainsi le risque de

transmission de maladies génétiques et

augmentant les chances de succès de la FIV.

La FIV en France

En France, la FIV a également connu un

développement important. Le premier bébé

conçu par FIV en France, Amandine, est né le 24

février 1982 à l'hôpital Antoine-Béclère de

Clamart. Depuis lors, la France est devenue un

leader dans le domaine de la FIV, avec de

nombreux centres de PMA offrant des traitements de pointe.

Le cadre législatif et éthique en France a évolué pour encadrer la pratique de la FIV. La loi de bioéthique de 1994, révisée en 2004, 2011, et 2021, établit les règles et les principes guidant la FIV et les autres techniques de PMA. Ces lois visent à garantir la sécurité des patients, la qualité des soins, et le respect des principes éthiques.

Impact et Perspectives Futures

Aujourd'hui, la FIV est une option de traitement

bien établie et largement acceptée pour

l'infertilité. Des millions de bébés sont nés grâce

à cette technique, apportant une immense joie à

des familles du monde entier. Les taux de

réussite de la FIV continuent de s'améliorer grâce

aux progrès scientifiques et technologiques.

L'avenir de la FIV promet encore plus

d'innovations. Les chercheurs explorent des

techniques telles que l'édition génétique, la

culture prolongée des embryons et l'utilisation de

l'intelligence artificielle pour optimiser les traitements. De nouvelles approches visant à améliorer la santé des gamètes et des embryons sont également à l'étude, avec l'espoir d'augmenter encore les taux de succès.

Conclusion

La fécondation in vitro a parcouru un long chemin depuis les premières tentatives de fertilisation en laboratoire jusqu'aux naissances réussies de millions d'enfants dans le monde entier. Cette technique a transformé la médecine reproductive et offert un espoir tangible à des

couples confrontés à l'infertilité. En regardant

vers l'avenir, la FIV continue d'évoluer et de

s'améliorer, promettant de nouvelles possibilités

pour réaliser le rêve de fonder une famille.

Ce livre vise à vous accompagner dans votre

compréhension de la FIV, à vous fournir les

informations nécessaires pour prendre des

décisions éclairées et à vous offrir le soutien et

l'espoir nécessaires pour votre propre parcours.

Ensemble, explorons cette aventure fascinante et

pleine de promesses qu'est la fécondation in vitro.

Chapitre 1 : Comprendre la FIV

La fécondation in vitro (FIV) est une technique de procréation médicalement assistée (PMA) qui a permis à des millions de couples à travers le monde de surmonter des problèmes d'infertilité et de réaliser leur rêve de devenir parents. Ce chapitre a pour objectif de vous expliquer en détail ce qu'est la FIV, comment elle fonctionne et dans quels cas elle est indiquée.

Qu'est-ce que la fécondation in vitro ?

La fécondation in vitro est un processus de reproduction assistée où la fécondation de l'ovule par le spermatozoïde se fait en dehors du corps de la femme, dans un laboratoire. Les étapes principales de la FIV comprennent la stimulation ovarienne, la collecte des ovules, la fertilisation en laboratoire, la culture des embryons et le transfert des embryons dans l'utérus.

Les étapes de la FIV

Stimulation ovarienne :

But : Augmenter le nombre d'ovules produits par

les ovaires.

Comment ça marche : La patiente reçoit des

médicaments hormonaux pendant environ 10 à

14 jours pour stimuler les ovaires. Ces

médicaments permettent de développer plusieurs

follicules, chacun contenant un ovule potentiel,

au lieu du cycle naturel où un seul ovule est

produit.

Suivi médical : Pendant cette période, des

échographies et des tests sanguins réguliers sont

réalisés pour surveiller la croissance des

follicules et ajuster le dosage des médicaments si

nécessaire.

Ponction folliculaire :

But : Récupérer les ovules matures.

Comment ça marche : Lorsque les follicules sont

suffisamment développés, une procédure appelée

ponction folliculaire est réalisée. Sous sédation

légère ou anesthésie locale, une aiguille fine est

insérée dans chaque follicule pour aspirer les

ovules. Cette procédure est guidée par

échographie et dure généralement entre 20 et 30

minutes.

Suivi médical : Après la ponction, la patiente

peut ressentir un léger inconfort ou des crampes,

mais elle peut généralement reprendre ses

activités normales après un court repos.

Fertilisation en laboratoire

But : Féconder les ovules avec les

spermatozoïdes.

Comment ça marche : Les ovules récupérés sont placés dans un milieu de culture et mis en contact avec les spermatozoïdes du partenaire ou d'un donneur. La fécondation se produit généralement dans les heures suivant ce contact. En cas de problèmes de fertilité masculine, une technique appelée injection intracytoplasmique de spermatozoïdes (ICSI) peut être utilisée, où un seul spermatozoïde est injecté directement dans l'ovule.

Suivi médical : Les embryons formés sont

observés pendant quelques jours pour évaluer

leur développement.

Culture des embryons :

But : Développer des embryons de bonne qualité

pour le transfert.

Comment ça marche : Les embryons sont

cultivés en laboratoire pendant 3 à 5 jours,

jusqu'au stade de blastocyste. Les embryologistes

surveillent leur développement et sélectionnent
les embryons les plus viables pour le transfert.

Suivi médical : Les embryons de qualité
inférieure ou surnuméraires peuvent être
congelés pour des tentatives futures.

Transfert embryonnaire :

But : Placer les embryons dans l'utérus pour
initier une grossesse.

Comment ça marche : Le transfert d'embryons
est une procédure simple et indolore qui ne

nécessite généralement pas d'anesthésie. Un ou

plusieurs embryons sont placés dans un cathéter

fin et introduits dans l'utérus sous guidage

échographique.

Suivi médical : La patiente peut reprendre ses

activités normales immédiatement après le

transfert, mais il est souvent recommandé de se

reposer le jour même.

Test de grossesse :

But : Déterminer si la procédure a réussi.

Comment ça marche : Environ deux semaines après le transfert embryonnaire, un test sanguin est réalisé pour mesurer le taux de hCG (hormone chorionique gonadotrope), qui indique la présence d'une grossesse.

Suivi médical : Si le test est positif, une échographie est programmée quelques semaines plus tard pour confirmer la grossesse et vérifier le développement embryonnaire.

Indications médicales pour la FIV

La FIV est recommandée dans plusieurs

situations d'infertilité, notamment :

Infertilité tubaire :

Les trompes de Fallope endommagées ou

obstruées empêchent l'ovule et le spermatozoïde

de se rencontrer.

Infertilité masculine :

Faible nombre de spermatozoïdes, motilité

réduite ou anomalies morphologiques des

spermatozoïdes.

Endométriose :

Condition où le tissu endométrial se développe

en dehors de l'utérus, affectant la fonction

ovarienne, les trompes de Fallope et la fertilité.

Infertilité inexpliquée :

Cas où aucune cause spécifique d'infertilité n'est

identifiée malgré des tests approfondis.

Échec des traitements de fertilité moins invasifs :

Lorsque des traitements tels que la stimulation ovarienne simple ou l'insémination intra-utérine (IIU) n'ont pas donné de résultats positifs.

Préservation de la fertilité :

Pour les patients devant subir des traitements médicaux (comme la chimiothérapie) qui pourraient affecter leur fertilité future.

Avantages et Risques de la FIV

Avantage :

Taux de succès élevés : La FIV offre des taux de

réussite élevés, surtout avec les avancées

technologiques récentes.

Flexibilité : Possibilité de congeler des embryons

pour des tentatives futures.

Options étendues : Permet de traiter divers types

d'infertilité et offre des options comme le DPI

pour détecter les anomalies génétiques.

Risque :

Complications médicales : Hyperstimulation ovarienne, grossesse multiple, et complications liées à la ponction folliculaire.

Stress émotionnel : La FIV peut être éprouvante émotionnellement pour les couples, nécessitant souvent un soutien psychologique.

Coût : Les traitements de FIV peuvent être coûteux et ne sont pas toujours entièrement couverts par les assurances.

Conclusion

La fécondation in vitro est une technique

complexe mais incroyablement prometteuse qui

a aidé de nombreux couples à réaliser leur rêve

de fonder une famille. Comprendre le processus,

les indications médicales, et les avantages et

risques associés à la FIV est crucial pour prendre

des décisions éclairées et naviguer ce parcours

avec confiance. En dépit des défis, la FIV

continue de représenter une lueur d'espoir pour

ceux qui aspirent à devenir parents, démontrant

chaque jour les merveilles de la médecine

moderne

Chapitre 2 :

La FIV en France

La fécondation in vitro (FIV) a connu une

évolution significative en France depuis ses

débuts. Ce chapitre explore l'histoire de la FIV

en France, les statistiques et faits marquants, le

cadre législatif et éthique, ainsi que l'impact de la

FIV sur la société française.

Histoire de la FIV en France

La France a été à l'avant-garde du développement de la FIV. Le 24 février 1982, Amandine, le premier bébé conçu par FIV en France, est née à l'hôpital Antoine-Béclère de Clamart, grâce au travail pionnier du Professeur René Frydman et de son équipe. Ce succès a marqué le début d'une nouvelle ère dans la médecine reproductive en France.

Depuis lors, la FIV s'est répandue à travers le pays, avec de nombreux centres hospitaliers et cliniques privés offrant des traitements de FIV.

La France est rapidement devenue l'un des

leaders mondiaux dans le domaine de la

procréation médicalement assistée, avec des

techniques et des protocoles constamment

améliorés pour augmenter les taux de réussite et

minimiser les risques.

Statistiques et Faits Marquants

La FIV en France est une pratique bien établie et

largement acceptée. Voici quelques statistiques

et faits marquants qui illustrent l'importance de la

FIV en France :

Nombre de cycles de FIV : Environ 100 000

cycles de FIV sont effectués chaque année en

France.

Taux de réussite : Les taux de réussite varient en

fonction de l'âge et des conditions spécifiques

des patients, mais en moyenne, environ 20 à 25

% des cycles de FIV aboutissent à une naissance

vivante.

Grossesses multiples : Environ 20 % des grossesses obtenues par FIV sont des grossesses multiples (jumeaux ou triplés).

Congélation d'embryons : La France utilise largement la technique de congélation d'embryons, permettant de conserver les embryons surnuméraires pour des tentatives futures.

Cadre Législatif et Éthique

La FIV en France est strictement encadrée par

des lois de bioéthique qui garantissent la sécurité

des patients, la qualité des soins et le respect des

principes éthiques. Les principales législations

encadrant la FIV en France sont :

La Loi de Bioéthique de 1994 :

La première loi de bioéthique en France a établi

les bases juridiques pour la pratique de la PMA,

y compris la FIV.

Elle a introduit des principes éthiques

fondamentaux comme le consentement éclairé

des patients, la gratuité et l'anonymat du don de

gamètes.

Révisions de la Loi de Bioéthique (2004, 2011,

2021) :

Les révisions successives ont adapté le cadre

législatif aux avancées scientifiques et

technologiques.

La révision de 2021 a élargi l'accès à la PMA aux

couples de femmes et aux femmes célibataires,

marquant une avancée significative en matière

d'égalité des droits.

Les nouvelles révisions ont également abordé les questions de la préservation de la fertilité pour les personnes atteintes de maladies graves ou devant subir des traitements pouvant affecter leur fertilité.

Agence de la Biomédecine :

Créée en 2004, cette agence est responsable de la régulation et de l'évaluation des pratiques de PMA en France.

Elle supervise les centres de FIV, garantit le respect des normes éthiques et scientifiques, et fournit des informations aux professionnels de

santé et au public.

Questions Éthiques et Débats

La FIV soulève plusieurs questions éthiques et

sociétales en France. Parmi les débats les plus

significatifs, on trouve :

Anonymat du don de gamètes :

Traditionnellement, le don de gamètes en France

était anonyme. Cependant, des débats récents ont

conduit à une révision de cette règle, permettant

aux enfants issus de dons d'accéder à certaines

informations sur leurs donneurs à partir de leur

majorité.

FIV post-mortem :

La possibilité d'utiliser des gamètes ou des

embryons après le décès du partenaire reste un

sujet controversé, avec des opinions partagées

sur les implications éthiques et juridiques.

Sélection génétique :

L'utilisation du diagnostic préimplantatoire (DPI)

pour détecter les maladies génétiques graves est

autorisée, mais la sélection génétique pour des

caractéristiques non médicales (comme le sexe

ou les traits physiques) est strictement interdite.

Impact de la FIV sur la Société Française

La FIV a eu un impact profond sur la société

française, en offrant de nouvelles possibilités aux

couples infertiles et en changeant les perceptions

de la reproduction et de la famille. Voici

quelques-uns des impacts les plus notables :

Égalité des droits :

L'élargissement de l'accès à la PMA aux couples

de femmes et aux femmes célibataires a été une

avancée majeure pour l'égalité des droits en

France.

Cette évolution législative reflète une

reconnaissance croissante de la diversité des

familles et des parcours de parentalité.

Acceptation sociale :

La FIV et les autres techniques de PMA sont désormais largement acceptées en France, avec une augmentation significative des naissances grâce à ces méthodes. Les campagnes d'information et de sensibilisation ont contribué à démystifier la FIV et à réduire la stigmatisation associée à l'infertilité.

Innovation et Recherche :

La France continue de jouer un rôle de premier plan dans la recherche et l'innovation en matière de PMA.

Des centres de recherche de renommée mondiale travaillent sur des avancées telles que l'optimisation des protocoles de stimulation ovarienne, l'amélioration des techniques de culture embryonnaire et le développement de nouvelles méthodes de diagnostic génétique.

Conclusion

La fécondation in vitro a transformé la médecine

reproductive en France, offrant un espoir et des

solutions concrètes à de nombreux couples

confrontés à l'infertilité. Grâce à un cadre

législatif solide, à une acceptation sociale

croissante et à des avancées scientifiques

continues, la France est à la pointe de la FIV et

de la PMA. En comprenant l'histoire, les

réglementations et les implications de la FIV en

France, nous pouvons mieux apprécier

l'importance de cette technique et l'avenir

prometteur qu'elle offre pour la reproduction

humaine.

Chapitre 3 :

Le Processus de FIV dans les Centres

Hospitaliers

La fécondation in vitro (FIV) est une procédure

complexe et sophistiquée qui se déroule en

plusieurs étapes et implique la coordination de

nombreux professionnels de santé. Dans ce

chapitre, nous détaillerons le processus de FIV

tel qu'il est pratiqué dans les centres hospitaliers en France, de la première consultation au test de grossesse.

1. Première Consultation et Évaluation Initiale

Le processus de FIV commence par une première consultation avec un spécialiste en fertilité. Cette étape est cruciale pour évaluer la situation du couple et déterminer la meilleure stratégie de traitement.

Historique médical :

Le médecin recueille un historique médical

détaillé, incluant les antécédents médicaux,

chirurgicaux, obstétricaux et gynécologiques des

deux partenaires.

Il est essentiel de comprendre les causes

possibles de l'infertilité, qu'elles soient

féminines, masculines ou mixtes.

Examens et tests :

Chez la femme : Bilan hormonal (FSH, LH,

AMH, estradiol), échographie pelvienne,

hystérosalpingographie pour vérifier la

perméabilité des trompes de Fallope.

Chez l'homme : Spermogramme pour évaluer la

quantité, la mobilité et la morphologie des

spermatozoïdes.

Discussion des options :

En fonction des résultats des tests, le médecin

discute des différentes options de traitement,

incluant la FIV, et explique le déroulement du

processus, les chances de succès, les risques et

les coûts associés.

2. Stimulation Ovarienne

Une fois que la décision de recourir à la FIV est

prise, la première étape active du traitement est

la stimulation ovarienne.

Objectif :

Stimuler les ovaires pour produire plusieurs

ovules matures dans un seul cycle menstruel,

augmentant ainsi les chances de succès.

Protocole de stimulation :

La patiente reçoit des injections d'hormones

(gonadotrophines) pendant environ 10 à 14 jours.

Le protocole exact peut varier en fonction de la

réponse individuelle de chaque patiente.

La croissance des follicules est surveillée par des

échographies pelviennes régulières et des

dosages hormonaux (estradiol).

Prévention de l'ovulation prématurée :

Pour éviter une ovulation prématurée, des

médicaments (agonistes ou antagonistes de la

GnRH) sont administrés.

Déclenchement de l'ovulation :

Lorsque les follicules ont atteint une taille

optimale, une injection de hCG (gonadotrophine

chorionique humaine) ou d'agoniste de la GnRH

est administrée pour déclencher la maturation

finale des ovules.

3. Ponction Folliculaire

Environ 36 heures après l'injection de

déclenchement, la ponction folliculaire est

réalisée pour récupérer les ovules matures.

Procédure :

La ponction folliculaire se fait sous anesthésie

locale ou générale légère.

Sous guidage échographique, une aiguille est

insérée à travers la paroi vaginale jusqu'aux

ovaires pour aspirer les follicules. Les ovules

sont recueillis et immédiatement transférés au

laboratoire de FIV.

Récupération :

La procédure dure généralement entre 20 et 30

minutes. Après une courte période de

récupération, la patiente peut rentrer chez elle le

jour même.

4. Fécondation en Laboratoire

Les ovules récupérés sont immédiatement placés

dans un milieu de culture et préparés pour la

fécondation.

Préparation des spermatozoïdes :

Le sperme est recueilli le jour de la ponction

folliculaire, puis préparé pour sélectionner les

spermatozoïdes les plus mobiles et de meilleure

qualité.

Méthodes de fécondation :

FIV conventionnelle : Les ovules et les

spermatozoïdes sont mis en contact dans une

boîte de Petri, où la fécondation se produit

naturellement.

ICSI (Injection Intracytoplasmique de Spermatozoïdes) : Un seul spermatozoïde est injecté directement dans chaque ovule. Cette technique est utilisée en cas de problèmes sévères de fertilité masculine.

5. Culture et Surveillance des Embryons

Les ovules fécondés, désormais appelés zygotes, sont cultivés dans un milieu spécial jusqu'à ce qu'ils atteignent le stade d'embryon.

Culture embryonnaire :

Les embryons sont surveillés quotidiennement

pour évaluer leur développement.

Ils sont cultivés jusqu'au jour 3 (stade de clivage)

ou jusqu'au jour 5-6 (stade de blastocyste), selon

le protocole du centre hospitalier et les besoins

spécifiques de chaque cas.

Sélection des embryons :

Les embryologistes sélectionnent les embryons

de meilleure qualité pour le transfert.

Les embryons surnuméraires de bonne qualité

peuvent être congelés pour des tentatives futures.

6. Transfert d'Embryons

Le transfert d'embryons est une procédure simple

et indolore réalisée dans le cadre d'une

consultation ambulatoire.

Procédure :

Un ou plusieurs embryons sont placés dans un

cathéter fin et introduits délicatement dans

l'utérus sous guidage échographique.

La patiente peut reprendre ses activités normales

immédiatement après le transfert, bien qu'un

repos léger soit souvent conseillé le jour même.

Support de la phase lutéale :

Pour favoriser l'implantation de l'embryon, des

suppléments hormonaux (progestérone) sont

administrés pendant environ deux semaines.

7. Test de Grossesse et Suivi

Environ deux semaines après le transfert, un test

sanguin est réalisé pour déterminer si la

procédure a abouti à une grossesse.

Test de grossesse :

Le test mesure le taux de hCG (hormone

chorionique gonadotrope) dans le sang.

Un taux positif indique une grossesse, qui sera

confirmée par une échographie quelques

semaines plus tard pour vérifier la présence du

sac gestationnel et l'activité cardiaque du fœtus.

Suivi médical :

Si le test de grossesse est positif, la patiente

continue d'être suivie par son spécialiste en

fertilité jusqu'à ce que le développement de la

grossesse soit stable.

En cas de test négatif, une consultation de suivi

est prévue pour discuter des prochaines étapes et

des options disponibles.

Conclusion

Le processus de FIV dans les centres hospitaliers en France est structuré et rigoureusement encadré pour maximiser les chances de succès tout en minimisant les risques pour les patients. Chaque étape, de la première consultation au test de grossesse, est essentielle et implique une étroite collaboration entre les patients et l'équipe médicale. Ce parcours, bien que complexe, offre une lueur d'espoir pour de nombreux couples confrontés à l'infertilité, leur permettant de réaliser leur rêve de fonder une famille .

Chapitre 4 :

Témoignages et Expériences

Dans ce chapitre, nous allons partager des témoignages et des expériences de couples ayant suivi un parcours de fécondation in vitro (FIV) en France. Ces histoires reflètent les défis, les espoirs, les succès et parfois les déceptions vécus par les patients. Chaque expérience est unique, mais toutes partagent un objectif commun : le désir profond de devenir parents.

Témoignage de Claire et Julien

Claire, 34 ans :

"Après deux ans d'essais infructueux, Julien et

moi avons décidé de consulter un spécialiste en

fertilité. Le diagnostic d'infertilité inexpliquée a

été difficile à accepter, mais notre médecin nous

a expliqué que la FIV pourrait être une option

pour nous. Le processus était long et

émotionnellement éprouvant. Les injections

hormonales, les prises de sang régulières, et

l'attente interminable entre chaque étape étaient

parfois difficiles à supporter. Mais le soutien de

notre équipe médicale a été exceptionnel. Le jour

du transfert d'embryon, j'étais nerveuse mais

aussi pleine d'espoir. Deux semaines plus tard,

lorsque nous avons appris que j'étais enceinte, ce

fut le moment le plus heureux de notre vie.

Aujourd'hui, notre petit garçon, Lucas, a un an, et

nous sommes infiniment reconnaissants pour

cette chance."

Témoignage de Marie et Sophie

Sophie, 38 ans :

"Pour Marie et moi, le chemin vers la parentalité

a été semé d'embûches. En tant que couple de

femmes, nous savions que nous aurions besoin

d'aide médicale pour concevoir. La révision de la

loi de bioéthique en 2021 nous a ouvert les

portes de la PMA. Nous avons choisi de suivre

un traitement de FIV avec un don de sperme. Le

personnel du centre hospitalier a été formidable,

nous guidant à chaque étape avec bienveillance

et professionnalisme. Après un premier cycle de

FIV qui n'a pas abouti, nous avons été dévastées,

mais nous avons décidé de réessayer. La

deuxième tentative a été couronnée de succès, et

aujourd'hui, nous attendons des jumeaux. Notre

rêve de fonder une famille devient enfin réalité."

Témoignage de Nathalie et Karim

Nathalie, 41 ans :

"À 39 ans, j'ai découvert que mes réserves

ovariennes étaient très faibles. Notre spécialiste

en fertilité nous a recommandé de ne pas attendre

et de commencer une FIV immédiatement. La

stimulation ovarienne n'a pas été facile, et nous

avons eu des doutes à plusieurs reprises. Après la

ponction folliculaire, seuls trois ovules ont été

récupérés, ce qui semblait peu par rapport à

d'autres témoignages que j'avais lus. Mais notre

embryologiste a réussi à féconder deux de ces

ovules, et un embryon a été transféré. Les deux

semaines d'attente pour le test de grossesse ont

été interminables. Lorsque le test est revenu

positif, j'ai éclaté en sanglots de joie. Notre petite

fille, Amélie, est née en parfaite santé et nous

comble de bonheur chaque jour."

Témoignage de Lucie et Théo

Théo, 36 ans :

"Nous avons appris que nos difficultés à

concevoir étaient dues à une faible qualité de

mes spermatozoïdes. Cela a été un choc pour

moi, mais notre médecin nous a rassurés en nous

expliquant que la FIV avec ICSI pourrait nous

aider. Le processus a été un véritable parcours du

combattant. Voir Lucie subir toutes ces

injections et procédures a été dur, mais elle a été

incroyablement courageuse. Le jour de la

ponction folliculaire, nous étions nerveux, mais

le personnel hospitalier a su nous apaiser. L'ICSI

a permis de féconder cinq ovules, et deux

embryons de qualité ont été transférés. Nous

avons eu la chance que l'un d'eux s'implante.

Aujourd'hui, nous sommes les parents comblés

d'un petit garçon nommé Hugo. Nous savons que

sans la FIV, nous n'aurions peut-être jamais eu

cette chance."

Témoignage de Hélène et Marc

Hélène, 29 ans :

"Marc et moi avons commencé à essayer d'avoir

un bébé juste après notre mariage. Après un an

sans succès, nous avons consulté un spécialiste

en fertilité. Les tests ont révélé une endométriose

sévère, rendant la conception naturelle très

difficile. La décision de recourir à la FIV n'a pas

été facile à prendre, mais nous avons senti que

c'était notre meilleure option. La stimulation

ovarienne a été un défi, mais les échographies

régulières montraient des follicules en

croissance, ce qui nous a donné de l'espoir. La

ponction folliculaire a permis de récupérer huit

ovules, dont quatre ont été fécondés. Deux

embryons ont été transférés, et nous avons eu la

chance incroyable que les deux s'implantent.

Aujourd'hui, nous avons des jumeaux en bonne

santé, Emma et Maxime. Notre parcours a été

difficile, mais chaque étape en valait la peine."

Conclusion

Les témoignages de couples ayant suivi un

traitement de FIV en France illustrent la diversité

des expériences et des parcours. Chaque histoire

est unique, marquée par des défis personnels, des

moments de doute et de peur, mais aussi par des

instants de joie et de bonheur incommensurable.

Ces témoignages montrent également

l'importance du soutien médical et émotionnel

tout au long du processus, ainsi que l'impact

profond que la FIV peut avoir sur les vies des

patients. La fécondation in vitro, bien que

complexe et parfois éprouvante, offre une lueur

d'espoir et la possibilité de réaliser le rêve de

devenir parent.

Chapitre 5 : Innovation et Futur de la FIV

La fécondation in vitro (FIV) est une

technique qui a révolutionné la médecine

reproductive depuis sa création. Ce

chapitre explore les innovations récentes

dans le domaine de la FIV et les

perspectives d'avenir, mettant en lumière

les avancées scientifiques et

technologiques qui pourraient transformer encore davantage cette pratique.

Innovations Récentes en FIV

Les progrès dans les technologies de la reproduction assistée continuent de faire évoluer la FIV, améliorant les taux de succès et réduisant les risques pour les patients.

1. **Cryoconservation d'ovocytes et d'embryons :**

   - **Vitrification** : Cette technique de congélation ultra-rapide a amélioré les taux de survie des ovocytes et des embryons après décongélation. Elle permet aux patients de préserver leur fertilité et de planifier des cycles de FIV à des moments

plus opportuns.

2. **Séquençage génétique avancé** :

   - **DPI-A (Diagnostic Préimplantatoire pour l'Aneuploïdie)** : Utilisé pour détecter des anomalies chromosomiques avant le transfert embryonnaire, le DPI-A aide à choisir les embryons les plus viables, augmentant les

chances d'une grossesse réussie

et réduisant les risques de

fausse couche.

- **Séquençage de nouvelle génération (NGS)** : Permet une analyse génétique plus approfondie et précise des embryons, détectant des maladies génétiques avec une grande fiabilité.

3. **Optimisation de la culture embryonnaire :**

- ○ **Incubateurs à faible oxygène :** La culture d'embryons dans des conditions de faible oxygène, plus proches de l'environnement naturel des trompes de Fallope, a montré une amélioration de la qualité

embryonnaire.

- o **Time-lapse imaging** : Cette

technologie permet une

surveillance continue et non

invasive des embryons en

culture, fournissant des

informations détaillées sur le

développement embryonnaire

et aidant à sélectionner les

embryons les plus prometteurs.

4. Amélioration des protocoles de

stimulation ovarienne :

- ○ Des protocoles personnalisés

  basés sur la réponse ovarienne

  individuelle des patientes

  réduisent les risques de

  syndrome d'hyperstimulation

  ovarienne (SHO) et optimisent

la qualité et la quantité des

ovocytes récupérés.

5. **Microfluidique et technologie des**

organes sur puce :

- Ces technologies simulent

    l'environnement reproducteur

    naturel, aidant à améliorer les

    conditions de culture des

    gamètes et des embryons. Les

    systèmes microfluidiques

permettent une manipulation

plus précise et moins invasive

des gamètes et des embryons.

Futur de la FIV : Perspectives et Innovations Prometteuses

Les recherches en cours et les innovations

émergentes promettent de transformer

encore davantage la FIV, rendant les

traitements plus efficaces, accessibles et

personnalisés.

1. **Intelligence Artificielle (IA) et Big**

   Data :

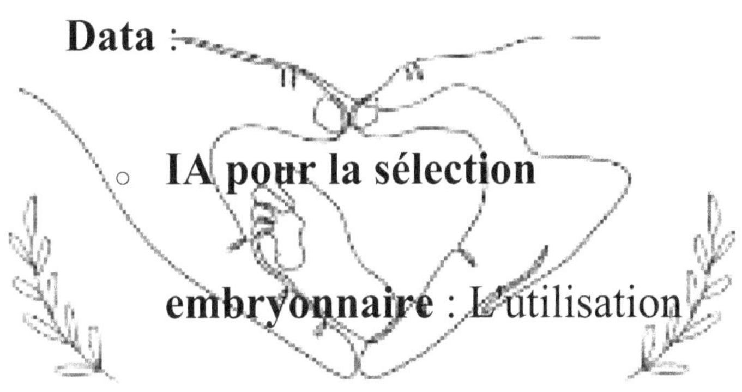

   - ○ **IA pour la sélection**

     embryonnaire : L'utilisation

     d'algorithmes d'apprentissage

     automatique pour analyser les

     images time-lapse des

     embryons et prédire les chances

de succès de l'implantation pourrait améliorer les taux de réussite.

- **Analyse prédictive** : Le big data permet de combiner des milliers de données cliniques pour personnaliser les protocoles de traitement en fonction des caractéristiques individuelles des patients, maximisant les chances de

succès.

2. Immunothérapie et médecine

régénérative :

- **Immunomodulation** : Le

  développement de traitements

  pour moduler la réponse

  immunitaire maternelle pourrait

  améliorer les taux

  d'implantation et de grossesse

chez les femmes ayant des antécédents de fausses couches récurrentes ou d'échecs d'implantation.

- **Cellules souches** : L'utilisation de cellules souches pour créer des gamètes ou des tissus reproducteurs ouvre de nouvelles possibilités pour les patients atteints de stérilité due à des problèmes médicaux

sévères.

3. Technologies de modification

génétique :

- **CRISPR-Cas9** : Cette

  technologie de modification

  génétique, encore controversée,

  pourrait permettre de corriger

  des anomalies génétiques dans

  les embryons, ouvrant la voie à

la prévention de maladies

héréditaires graves.

- **Épigénétique** : La

compréhension et la

manipulation des modifications

épigénétiques pourraient

améliorer la qualité des

gamètes et des embryons,

augmentant les chances de

succès de la FIV.

4. **Télémédecine et suivi à distance** :

- L'intégration de la télémédecine dans les traitements de FIV permet un suivi plus flexible et accessible pour les patients, réduisant le stress et les contraintes liées aux déplacements fréquents vers les centres médicaux.

5. Amélioration des aspects psychologiques et émotionnels :

- **Support psychologique intégré** : Les programmes de soutien psychologique personnalisés deviennent de plus en plus intégrés aux traitements de FIV, reconnaissant l'importance de l'état mental et émotionnel des patients pour le succès global

du traitement.

- **Groupes de soutien en ligne** :

Les communautés en ligne et

les groupes de soutien offrent

un espace pour partager des

expériences, des conseils et des

encouragements, aidant les

patients à se sentir moins isolés

et plus soutenus tout au long de

leur parcours.

Conclusion

L'innovation continue de redéfinir les

possibilités offertes par la FIV, apportant

des améliorations significatives aux taux

de réussite et à l'expérience globale des

patients. Les avancées technologiques, la

personnalisation des traitements et

l'intégration de nouveaux domaines de

recherche promettent de transformer

encore davantage la médecine

reproductive. En regardant vers l'avenir, la

FIV continuera d'évoluer, offrant de

nouvelles perspectives et de nouveaux

espoirs à des millions de couples à travers

le monde qui rêvent de fonder une famille.

Les innovations à venir renforceront non

seulement l'efficacité des traitements, mais

amélioreront également le bien-être des

patients, rendant le parcours de la FIV plus

accessible et plus humain.

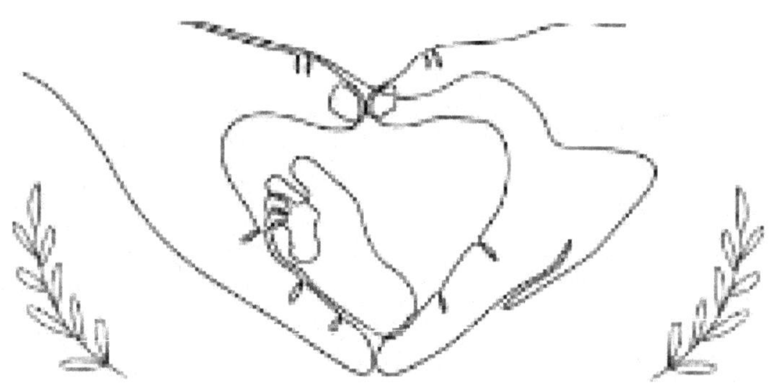

www.ingramcontent.com/pod-product-compliance
Lightning Source LLC
Chambersburg PA
CBHW070739250726
48662CB00004B/1592